BEI GRIN MACHT SICH IHR WISSEN BEZAHLT

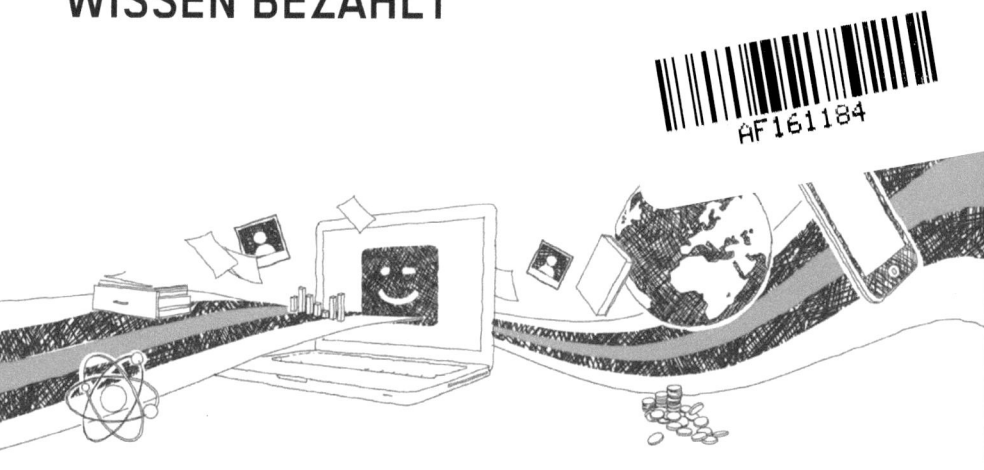

- Wir veröffentlichen Ihre Hausarbeit, Bachelor- und Masterarbeit

- Ihr eigenes eBook und Buch - weltweit in allen wichtigen Shops

- Verdienen Sie an jedem Verkauf

Jetzt bei www.GRIN.com hochladen und kostenlos publizieren

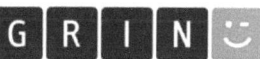

Arne Warth

Effektivitäts- und Effizienzpotentiale medizinischer Versorgungszentren (MVZ)

Eine systematische Analyse von Möglichkeiten und Grenzen in der Gesundheitsversorgung

GRIN Verlag

Bibliografische Information der Deutschen Nationalbibliothek:

Die Deutsche Bibliothek verzeichnet diese Publikation in der Deutschen Nationalbibliografie; detaillierte bibliografische Daten sind im Internet über http://dnb.d-nb.de/ abrufbar.

Dieses Werk sowie alle darin enthaltenen einzelnen Beiträge und Abbildungen sind urheberrechtlich geschützt. Jede Verwertung, die nicht ausdrücklich vom Urheberrechtsschutz zugelassen ist, bedarf der vorherigen Zustimmung des Verlages. Das gilt insbesondere für Vervielfältigungen, Bearbeitungen, Übersetzungen, Mikroverfilmungen, Auswertungen durch Datenbanken und für die Einspeicherung und Verarbeitung in elektronische Systeme. Alle Rechte, auch die des auszugsweisen Nachdrucks, der fotomechanischen Wiedergabe (einschließlich Mikrokopie) sowie der Auswertung durch Datenbanken oder ähnliche Einrichtungen, vorbehalten.

Impressum:

Copyright © 2011 GRIN Verlag, Open Publishing GmbH
Druck und Bindung: Books on Demand GmbH, Norderstedt Germany
ISBN: 978-3-640-87141-4

Dieses Buch bei GRIN:

http://www.grin.com/de/e-book/169039/effektivitaets-und-effizienzpotentiale-medizinischer-versorgungszentren

GRIN - Your knowledge has value

Der GRIN Verlag publiziert seit 1998 wissenschaftliche Arbeiten von Studenten, Hochschullehrern und anderen Akademikern als eBook und gedrucktes Buch. Die Verlagswebsite www.grin.com ist die ideale Plattform zur Veröffentlichung von Hausarbeiten, Abschlussarbeiten, wissenschaftlichen Aufsätzen, Dissertationen und Fachbüchern.

Besuchen Sie uns im Internet:

http://www.grin.com/

http://www.facebook.com/grincom

http://www.twitter.com/grin_com

Effektivitäts- und Effizienzpotentiale medizinischer Versorgungszentren (MVZ).

Eine systematische Analyse von Möglichkeiten und Grenzen in der Gesundheitsversorgung.

Inhaltsverzeichnis

Abkürzungsverzeichnis　　　　　　　　　　　　Seite 4

1. **Einleitung**　　　　　　　　　　　　　　　Seite 5

2. **Theoretische Grundlagen und Begriffsdefinitionen**　Seite 6
   2.1 Medizinische Versorgungszentren　　　　　Seite 6
   2.2 Effizienz　　　　　　　　　　　　　　　　Seite 7
   2.3 Effektivität　　　　　　　　　　　　　　　Seite 7
   2.4 Das St. Galler Managementkonzept　　　　Seite 8

3. **Effektivitäts- und Effizienzpotentiale medizinischer Versorgungszentren. Eine systematische Analyse auf Basis des neuen St. Galler Managementkonzeptes**　Seite 9
   3.1 Umweltsphären eines medizinischen
   Versorgungszentrums　　　　　　　　　　　Seite 9
   3.2 Anspruchsgruppen eines medizinischen
   Versorgungszentrums　　　　　　　　　　　Seite 12
   3.3 Interaktionsthemen eines medizinischen
   Versorgungszentrums　　　　　　　　　　　Seite 13
   3.4 Ordnungsmomente eines medizinischen
   Versorgungszentrums　　　　　　　　　　　Seite 14
   3.5 Prozesse und Entwicklungsmodi eines medizinischen
   Versorgungszentrums　　　　　　　　　　　Seite 14

4. **Möglichkeiten und Grenzen der Nutzung von Effektivitäts- und Effizienzpotentialen medizinischer Versorgungszentren in der Gesundheitsversorgung**　Seite 16
   4.1 Effektivitäts- und Effizienzpotentiale aus der
   Finanzperspektive　　　　　　　　　　　　　Seite 17
   4.2 Effektivitäts- und Effizienzpotentiale aus der
   Patientenperspektive　　　　　　　　　　　　Seite 18
   4.3 Effektivitäts- und Effizienzpotentiale aus der
   Prozessperspektive　　　　　　　　　　　　Seite 19

4.4 Effektivitäts- und Effizienzpotentiale aus der Lern- und
Entwicklungsperspektive   Seite 20

5. Zusammenfassung   Seite 22

6. Literaturverzeichnis   Seite 23

Abkürzungsverzeichnis

DMP	Disease-Management-Programm
EDV	Elektronische Datenverarbeitung
EEP	Effizienz- und Effektivitätspotentiale
GKV	Gesetzliche Krankenversicherung
MVZ	Medizinisches Versorgungszentrum
SGMM	St. Galler Management-Modell

1. Einleitung

Der zunehmende Wettbewerbs- und Kostendruck im deutschen Gesundheitssystem in einem Umfeld stetiger politischer Regulierung [1,2] stellt an leitende Mediziner nicht nur betriebswirtschaftliche Anforderungen, sondern erfordert in zunehmendem Maße auch Kenntnisse von Managementtechniken, um medizinische Versorgungseinrichtungen erfolgreich betreiben zu können.

Bereits mit dem GKV-Reformgesetz (1999), in der weiteren Folge aber auch durch die Einführung von Disease-Management-Programmen (DMP; 2002), die Flexibilisierung der Rahmenbedingungen zur Zulassung und zur kooperativen Zusammenarbeit (VändG; 2007), oder aber durch das GKV-Wettbewerbsstärkungsgesetz (in Kraft ab 2007) mit usweitung der Möglichkeiten zum Abschluss von Direktverträgen mit Krankenkassen, Öffnung der Krankenhäuser für spezielle ambulante Versorgungsmaßnahmen und der Substitutions- und Abgabepflicht von rabattierten Arzneimitteln durch Apotheken, hat der Gesetzgeber die Vernetzung der Leistungserbringer im Gesundheitswesen mit kollektivvertraglicher Gestaltung von integrierten Versorgungsmaßnahmen eingeleitet. Diese Entwicklung wurde von vielen Leistungserbringern dazu genutzt, sich in Form von medizinischen Versorgungszentren (MVZ) zu etablieren. Wettbewerblich entscheidende Vorteile liegen hierbei z. B. in der Nutzung von Synergien, einer Steigerung der Effizienz und der Einbindung in Gesundheitsnetzwerke mit integriertem Leistungsangebot von Prävention, Kuration, Rehabilitation und Pflege. Bei zu erwartendem weiterhin steigenden Wettbewerbsdruck im Gesundheitswesen stellt sich die Frage, wo und wie potentielle Effektivitäts- und Effizienzpotentiale (EEP) eines MVZ genutzt werden können, um zukünftigen Anforderungen gewachsen zu sein. In der vorliegenden Arbeit sollen Möglichkeiten und Grenzen in der Nutzung von EEP in der Gesundheitsversorgung eines MVZ systematisch analysiert werden. Als Basis dient hierzu eine umfassende Betrachtung normativer, strategischer und operativer Faktoren gemäß des neuen St. Galler Management-Modells (SGMM).

---

[1] Vgl. Warth, A., 2009
[2] Vgl. Warth, A., 2010a

2. Theoretische Grundlagen und Begriffsdefinitionen

Im folgenden Abschnitt werden die für das Verständnis des Anwendungs- und Diskussionsteils notwendigen Begriffe definiert. Als Basis einer systematischen, integrierten Analyse eines MVZ soll exemplarisch das neue St. Galler Managementkonzept dienen, welches grundsätzlich gut in die Prozesse und Strukturen einer medizinischen Versorgungseinrichtung implementiert werden kann [3].

2.1 Medizinische Versorgungszentren

Das Konstrukt eines MVZ ermöglicht es ärztlichen Fachgruppen, sich fachübergreifend im Rahmen der ambulanten Versorgung zusammenzuschließen und sich dabei allen gängigen Organisationsformen, d.h. Rechtsformen der Personen- und Kapitalgesellschaften, zu bedienen. Eine Ausnahme bildet z. B. die Rechtsform der offenen Handelsgesellschaft. Das Ziel eines MVZ ist es, die ambulante Krankenversorgung auf wenige, aber effektive und kostengünstige Zentren zu konzentrieren. Die Gründungsgrundlage stellt die Teilnahme an der ärztlichen Versorgung auf Basis der Zulassung dar. Als Grundbedingung sind mindestens zwei Fachärzte erforderlich. Auch Nichtmediziner (z. B. Apotheker, Physiotherapeuten oder Hebammen) dürfen ein MVZ gründen, solange es ärztlich geleitet wird. Als Geldgeber dürfen sowohl Ärzte als auch Nichtärzte fungieren. Neben Vertragsärzten beteiligen sich daher häufig auch Krankenhäuser, private Klinikketten sowie Managementgesellschaften an MVZ-Gründungen [4]. Seit der Möglichkeit der Gründung eines MVZ auf Basis des GKV-Modernisierungsgesetzes von 2004 ist eine stetige Zunahme dieser Versorgungsform zu verzeichnen [5,6]. Vorteile eines MVZ sind in der interdisziplinären ärztlichen und therapeutischen Versorgung, der besseren Abstimmung des medizinischen Leistungsumfangs und Leistungsinhalts, der besseren Organisation von Sprechstundenzeiten, Notfall- und Bereitschaftsdiensten, einer stärkeren Patientenbindung, der Teilung von Finanzierungs- und Investitionskosten, der Reduzierung von Praxiskosten sowie der

---

[3] Vgl. Warth, A., 2010b
[4] Vgl. Hellmann, W. / Kretzmann, W. / Kurscheid, C. / Eble, S., 2010, S. 3ff.
[5] Vgl. Maus, J., 2010
[6] Vgl. Hellmann, W. / Kretzmann, W. / Kurscheid, C. / Eble, S., 2010, S. 4ff.

besseren Möglichkeiten zum Abschluss von Versorgungsverträgen mit Krankenkassen zu sehen.

2.2 Effizienz

Allgemein betrachtet ist Effizienz ein Maß für ein Ergebnis unter Berücksichtigung der eingesetzten Mittel. Es bedeutet demnach für die Praxis, die Dinge richtig zu tun.
Diese allgemeine Definition erfordert in Bezug auf ein MVZ jedoch eine präzisere Betrachtung. Mit Ergebnis kann hier alleine die Wirtschaftlichkeit (Kosten-Nutzen-Relation) des MVZ gemeint sein, also das Ergebnis zwischen der Größe der erbrachten Versorgungsleistungen und der Größe des entsprechenden Aufwandes. Die rein ökonomische Betrachtungsweise von Effizienz wird aber der eigentlichen Aufgabe eines MVZ nur unzureichend gerecht. Aus Sicht der Patienten sollte beim Mitteleinsatz durch das MVZ als Ergebnis eine verbesserte Gesundheit resultieren. Die Wirtschaftlichkeit ist für den Patienten dabei sekundär. Die Maxime bezüglich Effizienz in einem MVZ wäre demnach eine qualitativ hochwertige Gesundheitsleistung mit minimalem eigenem Mitteleinsatz. Da dieser Ansatz in Reinform nicht praktikabel ist, muss in der Realität eine Mischform im Sinne des Pareto-Optimums angestrebt werden. Im Folgenden sollen bei der systematischen Analyse von Möglichkeiten und Grenzen in der Nutzung von Effizienzpotentialen eines MVZ in der Gesundheitsversorgung beide Betrachtungsweisen bzw. das Pareto-Optimum entsprechend Berücksichtigung finden.

2.3 Effektivität

Effektivität bezeichnet das Verhältnis zwischen erreichtem Ziel und definiertem Ziel, oder in der Praxis, die richtigen Dinge zu tun. Das Kriterium für das Vorhandensein von Effektivität stellt dabei das Ausmaß dar, in welchem die beabsichtigten Wirkungen erreicht werden. Übertragen auf ein MVZ kann Effektivität analog zur Effizienz aus verschiedenen Blickwinkeln betrachtet werden. Für die Betreiber eines MVZ können Ziele z.B. monetärer Art oder auch fachlicher Art in Form einer qualitativ hochwertigen Versorgung von Patienten sein. Von Seiten der Patienten wird das definierte Ziel durch die Gesundheitsleistungen des MVZ in der Regel der maximal zu erreichende Gesundheitszustand sein. Auch bezüglich der Effektivität ist in der Realität somit vom Einpendeln auf ein Pareto-Optimum auszugehen, welches sowohl mit den Zielen und Interessen der Betreiber als auch mit den Zielen und Vorstellungen der Patienten kompatibel ist.

2.4 Das St. Galler Managementkonzept

Das 1972 von Hans Ulrich und Walter Krieg veröffentliche St. Galler Management-Konzept, oder auch St. Galler Management-Modell (SGMM), geht in seinen Wurzeln auf die 1954 von Peter F. Drucker begründete „Praxis des Management" und des „Management by Objectives" zurück. Eine anwendungsbezogene Ergänzung des SGMM wurde 1981 von Fredmund Malik veröffentlich, eine Weiterentwicklung 10 Jahre später von Knut Bleicher. Im Jahr 2002 erschien schließlich das von Johannes Rüegg-Stürm auf aktuelle Entwicklungen hin angepasste „Neue SGMM", auf welches in der vorliegenden Arbeit Bezug genommen wird.

Das SGMM ist ein integrativer Ansatz um Unternehmenspolitik mittels eines ganzheitlichen Management-Konzeptes wahrzunehmen. Es bietet daher einen Bezugsrahmen zur Betrachtung, Diagnose und Lösung von Managementproblemen. Grundlage des SGMM bildet die Unterscheidung der drei Führungsebenen des normativen, strategischen und operativen Managements. Der integrative Ansatz des SGMM betrachtet diese Ebenen jeweils in den Grundkategorien Umweltsphären, Anspruchsgruppen, Interaktionsthemen, Ordnungsmomente, Prozesse und Entwicklungsmodi, welche sich auf die zentralen Dimensionen des Managements beziehen [7]. Der Begriff Management wird hierbei als „ein System von Aufgaben" verstanden, „die sich [...] als Gestalten, Lenken (Steuern) und Weiterentwickeln zweckorientierter soziotechnischer Organisationen zusammenfassen lassen" [8].

---

[7] Vgl. Rüegg-Stürm, J., 2003, S. 21f
[8] Rüegg-Stürm, J., 2003, S. 22

3. Effektivitäts- und Effizienzpotentiale medizinischer Versorgungszentren. Eine systematische Analyse auf Basis des neuen St. Galler Managementkonzeptes

Eine systematische Analyse erfordert als Basis ein Konzept, welches eine integrierte Betrachtungsweise auf eine Einrichtung ermöglicht. Dies soll nun für ein MVZ exemplarisch auf Basis des neuen St. Galler Managementkonzeptes erfolgen.

3.1 Umweltsphären eines medizinischen Versorgungszentrums

Die Systematik des SGMM unterscheidet die vier Umweltsphären Gesellschaft, Umwelt, Technologie und Wirtschaft [9]. Sie alle wirken mittelbar oder unmittelbar auf ein Unternehmen ein.

Innerhalb der Umweltsphäre „Gesellschaft" sind für ein MVZ z.B. staatliche Normen und Rahmenbedingungen relevant, insbesondere innerhalb des Gesundheitswesens. EEP liegen hierbei in einer exakten Kenntnis der rechtlichen Grundlagen (z.B. Steuerrecht) und ein darauf aufbauendes Controlling bzw. eine aktive Steuerung des MVZ im Rahmen eines normativen, strategischen und operativen Managements. Weiter spielt die öffentliche Infrastruktur eine große Rolle. Sie entscheidet neben der fachlichen Qualifikation eines MVZ mit darüber, wie viele Patienten um das MVZ angesiedelt sind und wie gut ein MVZ für Patienten zu erreichen ist bzw. genutzt werden kann. Auch für Zulieferer, Dienstleister etc. ist dieser Faktor von Bedeutung, um EEP sinnvoll zu nutzen. Eine schlechte Infrastruktur führt zu weniger Patienten und damit weniger Umsatz bei gleichzeitig höheren Kosten für Dienstleister (z.B. wegen längerem Anfahrtsweg). Problematisch ist hierbei jedoch, dass ein MVZ keine Möglichkeit hat, in die öffentliche Infrastruktur einzugreifen. Insofern müssen die betreffenden Potentiale bereits bei der Gründung eines MVZ Berücksichtigung finden. Ein gewichtiger Faktor zur Ausreizung von EEP stellen die Mitarbeiter selbst dar. Somit ist auch die Leistungsbereitschaft und der Bildungsstand der Gesellschaft von Bedeutung, um gute Mitarbeiter zu gewinnen. Auch die Altersstruktur der Bevölkerung und damit die Prävalenz altersspezifischer Krankheiten sowie die Einkommens- und Reichtumsverteilung und damit indirekt die Art der Versicherung

---

[9] Vgl. Rüegg-Stürm, J., 2003. S. 24ff.

der Patienten sind Faktoren, die EEP beeinflussen. Zusammenfassend lässt sich festhalten, dass gesellschaftliche Faktoren bezüglich der Nutzung von EEP zwar schwierig zu beeinflussen sind, von ihnen jedoch schon bei der Gründung und der weiteren wirtschaftlichen Führung eines MVZ eine enorme Bedeutung zukommt.

Die Definition von „Natur" als Umweltsphäre bezieht sich nicht auf eine gegebene Größe, sondern auf die Haltung und Wahrnehmung der Natur durch ein Unternehmen, z.B. im Hinblick auf kontroverse ökologische Anliegen. Dieser Faktor ist für größere Unternehmen sicher zunehmend von Bedeutung und neben ökologischer auch von ökonomischer Relevanz. Man denke z.B. an kürzlich aufgetretene Unfälle in der Folge von Ölbohrungen am Meeresgrund und die wirtschaftlichen Konsequenzen für das betreibende Unternehmen. EEP für ein MVZ liegen hier beispielhaft in der Entsorgung von potentiell infektiösem oder radioaktivem Material, was einerseits entsprechend der gesetzlichen Bestimmungen, andererseits aber auch möglichst kostengünstig erfolgen muss. Der aktiven Steuerung sind hierbei jedoch Grenzen gesetzt, sodass entsprechende EEP hier eher als gering einzuschätzen sind.

Innerhalb der Umweltsphäre „Technologie" sind vor allem Entwicklungen in der Medizin- und Biotechnik von großer Bedeutung, da durch sie eine immer patientenspezifischere Diagnostik und die Anwendung von sogenannten „targeted therapies" ermöglicht werden. Insbesondere bei Fachrichtungen mit hoher technischer Ausstattung wie z.B. die Radiologie, die Nuklearmedizin, die Pathologie oder auch die Chirurgie liegen in diesem Faktor enorme EEP, aber auch hohe Risiken. Mit neuen Technologien verschafft sich ein MVZ zwar ggf. Wettbewerbsvorteile gegenüber Mitbewerbern und damit durch mehr Patienten auch einen größeren Umsatz, auf der anderen Seite stehen aber meist auch hohe Beschaffungs- und Betriebskosten und in zunehmendem Maße die Unsicherheit, ob die Kosten für die Anwendung durch die Krankenkassen erstattet werden bzw. eine Amortisation der Investition realistisch ist. Die Nutzung der EEP im Technologiesektor erfordert also umfassende Analysen der Technologie selbst (Ablauf, Dauer, Spezifität und Sensitivität des Ergebnisses im Vergleich zum aktuellen Goldstandard), des Umfeldes (gesellschaftliche Struktur, Inzidenz und Prävalenz von Krankheiten, örtliche Verteilung und technische Ausstattung von Mitbewerbern), der Kostenstruktur (z.B. Personal-, Material-, Energie-, Wartungs-

und Leasingkosten) und nicht zuletzt der rechtlichen Grundlagen zur Kostenerstattung.

Die Umweltsphäre „Wirtschaft" bezieht sich auf Überschneidungen von Unternehmen mit Beschaffungs-, Absatz-, Arbeits- und Finanzmärkten. Da innerhalb des Gesundheitssystems jedoch keine reinen marktwirtschaftlichen Strukturen bestehen und auch nicht vollständig etablierbar sind [10], muss diese Sphäre bezogen auf ein MVZ differenzierter betrachtet werden. Volkswirtschaftliche Rahmenbedingungen, Zugang zu Beschaffungs- und Absatzmärkten, die Effizienz von Arbeits- und Finanzmärkten etc. spielen eine untergeordnete Rolle, da die Inanspruchnahme von Gesundheitsleistungen, wenn man vom Effekt der angebotsinduzierten Nachfrage absieht, in der Regel keine freiwillige Konsumentscheidung sondern weitgehend unabhängig von Angebot und Nachfrage ist. Der „Beschaffungsmarkt" stellt für ein MVZ somit die Gesamtheit der Patienten dar. Die Anbieter- und Abnehmerkonzentration bezieht sich daher auf die Bevölkerungsstruktur und deren Krankheitsprävalenz einerseits und die Menge an Ärzten innerhalb dieser Bevölkerung andererseits. Da diese Faktoren von einem MVZ nicht direkt beeinflussbar sind, muss die Nutzung von EEP innerhalb der Umweltsphäre „Wirtschaft" somit auf die Gewinnung und die Zufriedenheit von Patienten zielen.

Bezüglich der Verfügbarkeit von Kapital muss unterschieden werden, ob das MVZ auf Basis einer öffentlichen, freigemeinnützigen oder privaten Trägerschaft finanziert wird. Während öffentliche und freigemeinnützige Einrichtungen finanziell hauptsächlich vom Haushalt bzw. dem Kapital ihrer Träger abhängig sind und nur eingeschränkt über Möglichkeiten verfügen, eigenes Kapital zu erwirtschaften, bietet sich einem MVZ in privater Trägerschaft z.B. prinzipiell die Möglichkeit einer Börsennotierung und damit der Aufnahme von Fremdkapital. Dies kann dann für Investitionen genutzt werden, um sich gegenüber Konkurrenten einen Wettbewerbsvorteil zu verschaffen. EEP unterliegen bei der Kapitalbeschaffung also auch rechtlichen Bestimmungen, die es zu kennen, zu analysieren und bestmöglich zu nutzen gilt.

3.2 Anspruchsgruppen eines medizinischen Versorgungszentrums

Da ein Unternehmen nicht Selbstzweck ist sondern seine Tätigkeit einen gesellschaftliche Nutzen stiften muss, steht es mit unterschiedlichen Anspruchsgruppen in Interaktion, welche einerseits Rahmenbedingungen oder Ressourcen bereitstellen und andererseits von der unternehmerischen Wertschöpfung betroffen sind [11]. Im SGMM werden die Anspruchsgruppen unterteilt in Konkurrenz, Lieferanten, Staat, Öffentlichkeit, Mitarbeitende, Kunden und Kapitalgeber. Übertragen auf ein MVZ sind die Anspruchsgruppen demnach (konkurrierende) MVZ, Kliniken oder niedergelassene Ärzte, Lieferanten von Verbrauchsmaterial, der Staat mit seinem Interesse an einem qualitativ hochwertigen Gesundheitssystem, die Öffentlichkeit mit ihren Erwartungen gegenüber einem Gesundheitssystem, die Mitarbeiter, die für ihre Arbeitsleistung eine finanzielle Gegenleistung oder z.B. Aufstiegsmöglichkeiten erwarten, die Patienten, welche eine schnelle und richtige Behandlung erwarten, sowie die finanziellen Träger, welche mit Ausnahme von rein karitativen Einrichtungen Gegenleistungen für ihr bereitgestelltes Kapital erwarten. Allen Ansprüchen dieser Gruppen gerecht zu werden und ggf. entsprechende EEP zu nutzen, erfordert die Berücksichtigung aller Stakeholder auf der normativen, strategischen und operativen Führungsebene eines MVZ.

Mit ärztlichen Kollegen gilt es möglichst Synergien zu schaffen und zu nutzen, um damit einerseits Kosten zu senken, andererseits aber auch durch die Einhaltung von sog. Mindestmengen bei bestimmten Verfahren die Qualität auf einem hohen Niveau halten zu können. Das angebotene Behandlungsspektrum muss sich jedoch gleichzeitig auch so stark unterscheiden, dass räumlich keine zu extreme Konkurrenzsituation unter Ärzten entsteht. Über die Menge lassen sich auch EEP bei Lieferanten oder externen Dienstleistern realisieren. Durch gemeinsame Nutzung innerhalb eines MVZ können größere Mengen eines Wirtschaftsgutes oder einer Dienstleistung in Anspruch genommen und damit die Kosten im Vergleich zur Einzelnutzung vermindert werden. Zur Nutzung von EEP auf Basis staatlicher oder gesellschaftlicher Interessen sei auf vorangegangene Abschnitte verwiesen. Wie bereits angedeutet, liegt insbesondere bei den Mitarbeitern großes Potential, ein MVZ effektiver und effizienter zu betreiben. Dies erfordert neben motivationssteigernden Maßnahmen ein Bewusstsein für internes Marketing.

---

[10] Vgl. Warth, A., 2009

Zunächst ist hierzu eine Analyse sämtlicher Prozesse innerhalb eines MVZ erforderlich, z.B. auf Basis eines Qualitätsmanagementsystems. Durch permanente Verbesserungen auf technischer Ebene und durch Schulungen und Qualifizierungsmaßnahmen der Mitarbeiter lassen sich Prozesse schneller und/oder qualitativ besser gestalten. Dies gilt sowohl für den Mitarbeiter und seine Arbeitsbedingungen, als auch insbesondere für die medizinische Versorgung der Patienten [12]. Von Bedeutung ist, dass insbesondere die Erfolgsfaktoren „Mitarbeiter" und „Prozessablaufe" von einem MVZ zu großen Teilen selbst zu beeinflussen und aktiv zu steuern sind. Im Gegensatz zu rechtlichen oder gesellschaftlichen Rahmenbedingungen besteht demnach bei diesen Faktoren Potential, welches selbst gestaltet werden kann. Und das Ergebnis hat nicht nur unmittelbaren Einfluss auf die Wirtschaftlichkeit eines MVZ, sondern ggf. auch direkt auf die Zufriedenheit der Patienten, die ebenfalls eine schnelle und zugleich hochwertige medizinische Versorgung erwarten. Letzten Endes führt dies zu wirtschaftlichem Erfolg und damit auch zur Zufriedenheit der Kapitalgeber bzw. Träger eines MVZ.

3.3 Interaktionsthemen eines medizinischen Versorgungszentrums

Dieser Bereich des SGMM bezieht sich auf die Austauschbeziehungen zwischen einem Unternehmen und seinen Anspruchsgruppen [13]. Hierbei wird unterschieden zwischen „personen- und kulturgebundenen Elementen wie Anliegen, Interessen, Normen und Werte und andererseits objektgebundene Elemente, d.h. Ressourcen". […]. Anspruchsgruppen können „bestimmte Anliegen aus den Umweltsphären […] aufgreifen und ihr Interesse an der Verwirklichung dieser Anliegen geltend machen" [14].

Innerhalb eines MVZ steht die Interaktion mit den Patienten sowie den eigenen Mitarbeitern und den ärztlichen Kollegen im Umfeld im Vordergrund. Wie bereits ausgeführt, liegen auch hier nutzbare EEP. Die Interaktion mit weiteren Stakeholdern steht eher im Hintergrund, wobei EEP hier ebenfalls von großer Bedeutung für ein MVZ sein können (z.B. Kapitalgeber). Bezüglich Werten und Normen sollte

---

[11] Vgl. Rüegg-Stürm, J., 2003. S. 29ff.
[12] Vgl. Warth, A:, 2010c
[13] Vgl. Rüegg-Stürm, J., 2003. S. 33ff.
[14] Rüegg-Stürm, J., 2003. S. 33

selbstverständlich sein, dass eine ethisch-moralische Handlungsweise, z. B. weitestgehend im Sinne des Hippokratischen Eids, die Interaktionen mit den Patienten bestimmt. Da diese Normen aber auch von der Öffentlichkeit von ärztlichem Handeln erwartet werden, bestehen hier kaum Möglichkeiten einer Veränderung.

3.4 Ordnungsmomente eines medizinischen Versorgungszentrums

Um ihren Anspruchsgruppen langfristig und effizient eine Nutzenstiftung zu bieten, müssen Unternehmen sich stets neues strategisches Orientierungswissen erarbeiten, ein hohes Maß an Kohärenz und Feinabstimmung ihrer Aktivitäten gewährleisten sowie einen gemeinsamen Sinnhorizont stiften[15]. Die Ordnungsmomente betreffen somit insbesondere die strategische und die operative Führungsebene eines MVZ. Die Nutzenstiftung liegt in der medizinischen Versorgung der Bevölkerung. Das strategische Orientierungswissen zur Durchführung leitliniengerechter Therapien bzw. Diagnosen auf dem aktuellen Stand der Forschung muss insbesondere in Leitungsfunktionen, prinzipiell aber von jedem Mitarbeiter kontinuierlich aktualisiert werden. Dadurch lässt sich eine hohe Prozessqualität erreichen, welche im Weiteren nach Gesichtspunkten eines effektiven bzw. effizienten Ablaufes strukturiert werden können.

3.5 Prozesse und Entwicklungsmodi eines medizinischen Versorgungszentrums

In den letzten Jahren ist die Bedeutung von Ablaufstrukturen sowie die Gestaltung von Prozessen im Vergleich zur Aufbauorganisation eines Unternehmens enorm gewachsen [16]. Insbesondere in der allgemeinen Wirtschaft [17], jedoch auch innerhalb des Gesundheitssystems [18,19] sind die Faktoren Zeit, Qualität und Preis zu wettbewerbsentscheidenden Kriterien geworden. Dies hat zur Folge, dass im Sinne

---

[15] Vgl. Rüegg-Stürm, J., 2003. S. 37ff.
[16] Vgl. Osterloh, .M. / Frost, J., 1998
[17] Vgl. Rüegg-Stürm, J., 2003. S. 65
[18] Vgl. Warth, A., 2009
[19] Vgl. Warth, A., 2010

eines „Lean Management" [20] Arbeitsabläufe schlank gestaltet werden müssen, möglichst fehlerfrei und unter Vermeidung von „Blindleistungen" erfolgen sowie verstärkt auf die Kernkompetenzen des Unternehmens ausgerichtet werden müssen. Dies erfordert in der Praxis ein Ergänzung bzw. Substitution der traditionellen vertikalen Unternehmensgliederung durch eine horizontale Ausrichtung auf kundenorientierte Prozesse. Eine horizontale Perspektive erleichtert es, die Wertkette durchgängig „vom Kunden zum Kunden" zu betrachten und so die Prozesse auf eine Maximierung des Kundennutzens hin auszurichten [21]. Der Wertschöpfungsprozess eines Unternehmens wird klassisch in die drei Kategorien Managementprozesse, Geschäftsprozesse und Unterstützungsprozesse gegliedert [22]. Managementprozesse umfassen die Gestaltung, Lenkung und Entwicklung eines MVZ inklusive Planungs-, Koordinations- und Qualitätssicherungs- und Controllingtätigkeiten der Geschäfts- und Unterstützungsprozesse. Dieser Tätigkeitsbereich obliegt dem Leiter des MVZ, unterstützt durch z.B. die EDV-Abteilung zur Leistungserfassung oder durch ein Qualitätsmanagementsystem zur Koordinierung der Prozessabläufe. Geschäftsprozesse beziehen sich auf die praktische Umsetzung des Kernprozesses und die Stiftung von Kundennutzen, d.h., die Diagnoseerstellung und die spezifische Therapie. Dies erfolgt durch das ärztliche sowie das nicht-ärztliche Personal mit Hilfe von Unterstützungsprozessen. Diese umfassen die gesamte Infrastruktur und deren Instandhaltung als auch interne Leistungen durch den administrativen Bereich, der Patientenanmeldung, Unterstützungsprozesse bei der Diagnosestellung bzw. Therapie, die Erstellung von schriftlichen Dokumenten durch das Sekretariat bis zur elektronischen Übermittlung von Daten an den überweisenden Kollegen bzw. zur Abrechnung durch die EDV-Abteilung. Der gesamte prozessuale Ablauf wird wiederum durch die Ordnungsmomente geformt [23]. In der effektiven und effizienten Gestaltung von sämtlichen Prozessen innerhalb eines MVZ, sowohl aus ökonomischer Sicht als auch aus Perspektive der Patienten, liegen enorme Potentiale.

Entwicklungsmodi eines Unternehmens befassen sich mit dem organisationalen Wandel. „Eine erfolgreiche Unternehmensentwicklung muss [...] gleichermaßen durch Stabilität und Veränderung, durch Verunsicherung und erneute

---

[20] Vgl. Imai, M., 1993
[21] Vgl. Rüegg-Stürm, J., 2003. S. 65f
[22] Vgl. Rüegg-Stürm, J., 2003. S. 68ff
[23] Vgl. Rüegg-Stürm, J., 2003. S. 78f

Vergewisserung, durch Wertschätzung der Tradition und durch unerschrockenes Beschreiten neuer Wege geprägt sein" [24]. Wandel betrifft hierbei einerseits die Sachebene entlang der Wertschöpfungskette und andererseits die Beziehungsebene entlang der Zusammenarbeit. Innerhalb eines MVZ ergeben sich z.b. auf der Sachebene veränderte Anforderungen der überweisenden Kollegen oder der Patienten selbst, neue diagnostische Leitlinien oder neue Technologien. Um den Anforderungen gerecht zu werden und parallel EEP auszuschöpfen, muss die prozessuale Ausrichtung der Wertschöpfungskette entsprechend den Entwicklungen neu strukturiert werden. Die Beziehungsebene betrifft z.B. die Zugehörigkeit und Beziehung eines MVZ zu einem Klinikverbund und damit die personale und kollektive Identität, Werte und Identifikationsmöglichkeiten oder auch Gewohnheiten der Mitarbeiter im Umgang mit bestimmten Aufgaben und Menschen. Auch in diesen Bereichen ist eine Wandlungs- und Anpassungsfähigkeit an veränderte Rahmenbedingungen Vorraussetzung für die erfolgreiche Führung eines MVZ. Das Wandlungs-, Erneuerungs- und Optimierungspotential spielt sich dabei auf der normativen, der strategischen und der operativen Führungsebene ab.

4. Möglichkeiten und Grenzen der Nutzung von Effektivitäts- und Effizienzpotentialen medizinischer Versorgungszentren in der Gesundheitsversorgung

Nach erfolgter theoretischer, umfassender Analysen von EEP eines MVZ auf Basis des SGMM stellt sich nun die Frage, welche Potentiale für die Praxis eines MVZ relevant und im Rahmen der Gesundheitsversorgung nutzbar sind bzw. welche Grenzen es bei der entsprechenden Potentialnutzung gibt. Die aufgezeigten Möglichkeiten lassen sich übergeordnet in eine Finanzperspektive, eine Patientenperspektive, in eine Prozessperspektive sowie in eine Lern- und Entwicklungsperspektive gliedern. Aufgrund der kurzen Zeitspanne seit der ersten Gründung von MVZ sind jedoch bislang nur wenig evidenzbasierte Daten zur erfolgreichen Führung eines MVZ aus der Praxis verfügbar. Wichtige Erkenntnisse lassen sich jedoch z. B. auch aus aktuellen Umfrageergebnissen ableiten [25].

---

[24] Rüegg-Stürm, J., 2003. S. 80

4.1 Effektivitäts- und Effizienzpotentiale aus der Finanzperspektive

Die Finanzperspektive betrifft zunächst die Betreiber bzw. Träger eines MVZ, indirekt jedoch auch die Patienten bzw. deren Versorgung. Mittels der SGMM-basierten Analysen wird deutlich, dass für das erfolgreiche Gründen und Betreiben eines MVZ und damit für die Gesundheitsversorgung selbst eine systematische Erfassung von Kennzahlen wie z. B. Ausgaben, Einnahmen und Umsatz, deren Strukturierung sowie der Kontrolle sämtlicher Finanzierungsaspekte fast unumgänglich ist. Nur auf Basis einer rentablen Führung eines MVZ ergeben sich schließlich Überschüsse, welche wiederum für Investitionen in Gerätschaften (Leistungsausweitung), Gebäude oder die Qualifizierung der Mitarbeiter und damit eine qualitativ hochwertige Gesundheitsversorgung auf dem aktuellen Stand der technischen, diagnostischen und therapeutischen Möglichkeiten zur Verfügung stehen. Wesentliche Entscheidungen der Finanzierungsperspektive sind bereits bei der Gründung eines MVZ zu beachten (z. B. Art der Finanzierung, Art der Gesellschaftsform, längerfristige Verträge mit Mitarbeitern und Dienstleistern etc.) und im weiteren Verlauf u.U. nur noch schwer zu korrigieren. Jedoch auch im laufenden Betrieb gibt es bei der Finanzierungsperspektive zahlreiche Aspekte, mit welchen Potentiale effektiv und effizient genutzt werden können.

Potentiale lassen sich somit konkret durch eine langfristige Finanz- und Liquiditätsplanung bzw. ein vollständiges Kostenmanagement nutzen. Durch die systematische Erfassung von Einnahmen und Aufwendungen können diese auf den erfolgreichen Betrieb des MVZ hin ausgerichtet werden. Die Plankosten müssen hierbei regelmäßig mittels eines Controllingsystems mit den Ist- bzw. Sollkosten abgeglichen werden. Daneben müssen durch die Größe eines MVZ in Bezug auf eine Einzelpraxis Kostenvorteile realisiert werden, um weitere Potentiale zu nutzen. Bereits 1966 konnte z. B. durch eine Studie der Boston Consulting Group gezeigt werden, dass bei Verdopplung der Ausbringungsmenge die Kosten um 20% – 30% sinken [26]. Dieses als Erfahrungskurve bezeichnete Phänomen beschreibt das Verhalten der Selbstkosten zur kumulierten Produktionsmenge und scheint in dieser Größenordnung auch innerhalb eines MVZ Gültigkeit zu haben [27].

---

[25] Vgl. Niediek, K. / Schumacher, H.K. / Greiner, W., 2009
[26] Vgl. Jung, H., 2003. S. 247
[27] Vgl. Thomas, A., 2005

Grenzen bei der Nutzung von EEP aus Sicht der Finanzperspektive liegen letztlich in politisch-rechtlichen bzw. makroökonomischen Bedingungen, auf welche eine MVZ kaum Einfluss hat. Auch ethisch-moralische Faktoren stehen mit Aspekten der Finanzperspektive in Zielkonflikt. Denn auch wenn ein MVZ letzten Endes große Ähnlichkeit mit einem mittelständischen Unternehmen hat, wird die Tatsache, dass auf Basis der Krankheit anderer Geld verdient wird, stets kritisch betrachtet. Letzten Endes muss jedoch eine Kommerzialisierung von Gesundheitsleistungen vermieden werden.

4.2 Effektivitäts- und Effizienzpotentiale aus der Patientenperspektive

Trotz der großen Bedeutung der Finanzperspektive für die Betreiber eines MVZ, muss in einem erfolgreichen, zukunftsfähigen Konzept eines MVZ auch die Patientenperspektive im Fokus der Betreiber sein. Oberstes Ziel muss hierbei stets eine qualitativ hochwertige Gesundheitsversorgung mit entsprechend hoher Patientenzufriedenheit sein. Nur so ist langfristig ein erfolgreiches Betreiben eines MVZ und eine entsprechende Positionierung gegenüber Konkurrenten oder konkurrierenden Versorgungsformen möglich.

Potentiale liegen also konkret darin, die Patientenperspektive systematisch zu erfassen, zu analysieren und in die normative, strategische und operative Ausrichtung des MVZ zu integrieren. Aus Patientensicht von Bedeutung sind z.B. eine gute Erreichbarkeit des MVZ, Transparenz der Leistungen, schnelle und flexible Termingestaltung, keine Wartezeiten, hoher medizinischer Standard, freundliches, hilfsbereites und kompetentes Personal mit Zeit für den Patienten, Vermeidung unnötiger oder doppelter Untersuchungen und nicht zuletzt ein Gefühl der Sicherheit, gut betreut zu werden. Somit gilt es z. B. ein Beschwerdemanagement zu etablieren. Über die Erfassung der Wiederkehrrate der Patienten bzw. die Empfehlungsrate durch andere Patienten lässt sich deren Zufriedenheit ermitteln.

Grenzen in der Nutzung von EEP aus Patientenperspektive liegen sicherlich darin, dass auf die öffentliche Infrastruktur bzw. das Patientenkollektiv und die Prävalenz bzw. Inzidenz von Erkrankungen, welche für das MVZ bzw. die entsprechenden Schwerpunkte in der Gesundheitsversorgung interessant und relevant sind, nicht oder nur unzureichend Einfluss genommen werden kann. Zudem kann eine

Berücksichtigung der Patientenperspektive nur auf Basis einer Kosten-Nutzen-Analyse erfolgen, so dass sicherlich nicht alle Wünsche und Ansprüche an ein MVZ umsetzbar sind.

4.3 Effektivitäts- und Effizienzpotentiale aus der Prozessperspektive

Wie aus der Finanzierungs- und Patientenperspektive hervorgeht, sind für die erfolgreiche Betreibung eines MVZ Prozesse auf unterschiedlichsten Ebenen von Belang und bieten reichlich Potential, effektivere und effizientere Strukturen zu etablieren. Bei der Prozessperspektive stehen somit sämtliche Praxisabläufe im Mittelpunkt, um die Ziele der Finanzperspektive und der Patientenperspektive zu erreichen. Dafür nötig ist eine Ablauforganisation, mit welcher die medizinische Qualität der Leistung, der ökonomisch sinnvolle Ablauf der einzelnen Arbeitsschritte und der Beteiligten sowie die am Behandlungsprozess und dem Praxisservice orientierten Einzelmaßnahmen von der Anmeldung bis zur Entlassung des Patienten abgebildet werden. Dadurch ist es möglich, z. B. unnötige Wege, Mehrfachtätigkeiten ohne Nutz- bzw. Mehrwert, vermeidbare Wartezeiten, divergierende Messergebnisse etc. zu vermeiden. Hier steht also auch teilweise die Kundenorientierung im Vordergrund. Eine Möglichkeit zur systematischen Umsetzung wäre z. B. die Etablierung des SGMM, d.h. eines normativen, strategischen und operativen Managementsystems [28], die Umsetzung von Dienstleistungsmanagement [29], aber auch ein Qualitätsmanagementsystem [30], ein funktionierendes Zeitmanagement und eine abgestimmte Informations- und Kommunikationssystematik sind für medizinische Versorgungseinrichtungen von Vorteil [31] wenn es darum geht, Prozesse zu erfassen, zu analysieren und neu zu strukturieren. Im Wesentlichen muss es darum gehen, analog zum System des Kaizen oder des Lean Product Management [32] sämtliche Prozesse unter Berücksichtigung der finanziellen Möglichkeiten sowie der Patienten- und Mitarbeiterzufriedenheit permanent und systematisch zu optimieren. Dies muss jedoch auch unter Beachtung der sich stetig ändernden Strukturen des Marktes bzw. des Umfeldes erfolgen. Auch der Einsatz

---

[28] Vgl. Warth, A., 2010c
[29] Vgl. Haller, S., 2010
[30] Vgl. Pfizinger, E., 2009
[31] Vgl. Ennker, J. / Pietrowski, D., 2009
[32] Vgl. Brunner, F. J., 2008

von Stärken-Schwächen-Analysen ist eine Möglichkeit, interne Ressourcen zu bewerten, sie ggf. neu zu strukturieren und sich so in Bezug auf das Unternehmensumfeld Wettbewerbsvorteile zu verschaffen [33]. Außerhalb der eigenen Strukturen muss ein zukunftsfähiges MVZ seine Vernetzungspotentiale im Rahmen einer integrierten Gesundheitsversorgung optimal nutzen. So sollten, ggf. auch auf vertraglicher Basis, Kooperationen mit anderen Leistungserbringern des Gesundheitssystems eingegangen werden, um so z. B. gesonderte Verträge mit den Krankenkassen abschließen zu können. Kooperationen müssen hierbei jedoch so ausgestaltet werden, dass keine gegenseitige Konkurrenz mit einem Abwerben von Patienten entsteht [34]. Wenn eine konfrontative Strategie mit den Gesundheitseinrichtungen und Versorgern im Umfeld vermieden wird, ist jedoch nur zu einem geringen Prozentsatz mit einem negativen Einweisungsverhalten der niedergelassenen Ärzte zu rechnen [35].

Der große Vorteil bei den Potentialen aus Prozessperspektive ist sicherlich, dass es ein MVZ weitgehend selbst in der Hand hat, wie es interne Prozesse gestaltet. Grenzen ergeben sich bei jeder Neustrukturierung eines Prozesses durch eine Kosten-Nutzen-Analyse, durch fehlende Fähigkeiten und Qualifikationen der Mitarbeiter oder ggf. durch fehlende technische oder räumliche Möglichkeiten.

4.4 Effektivitäts- und Effizienzpotentiale aus der Lern- und Entwicklungsperspektive

Zuletzt bleibt noch, die Lern- und Entwicklungsperspektiven eines MVZ näher zu betrachten. Dies erfordert jedoch neben permanenten Markt- und Umfeldanalysen eine Mitarbeiterorientierung, was in Gesundheitseinrichtungen mit starren Hierarchien häufig noch nicht ausreichend stattfindet. Hier geht es darum, das Potential der Mitarbeiter zu erkennen und gezielt für die Entwicklung des MVZ zu nutzen, z. B. durch Weiterentwicklung der Kompetenz der Mitarbeiter und der Ärzte. Es muss eine stetige Motivation und Bereitschaft dazu zu lernen gewährleistet sein. Dies erfordert wiederum einen hohen Grad der Mitarbeiterzufriedenheit. Wenn Mitarbeiter jedoch spüren, dass ihre persönliche und berufliche Entwicklung als

---

[33] Vgl. Steinmann, H. / Schreyögg, G., 2005. S. 206ff
[34] Vgl. Niediek, K. / Schumacher, H.K. / Greiner, W., 2009
[35] Vgl. Müller, S., 2009

Kriterium für den Praxiserfolg definiert wird, steigert dies die Motivation. Zielvereinbarungsgespräche oder z. B. die Implementierung von internem Marketing [36] auf Führungsebene sind hier ein probates Mittel, um diese Potentiale zu nutzen. Auch die Vereinbarkeit von Familie und Beruf, z. B. durch höhere Flexibilität innerhalb der Strukturen eines MVZ, kann in einer hohen Mitarbeiterzufriedenheit resultieren [37]. Weitere Motivationsreserven lassen sich ggf. auch über gemeinsame Projekte aller Mitarbeiter eines MVZ erschließen [38].

Auch bei den Potentialen aus der Lern- und Entwicklungsperspektive ist der große Vorteil, dass es ein MVZ weitgehend selbst in der Hand hat, sie zu nutzen. Natürlich haben Fähigkeiten und Potentiale von Mitarbeitern ihre Grenzen. Engere Grenzen steckt sich ein MVZ jedoch selbst, wenn die Möglichkeiten einer Mitarbeiterorientierung bzw. des internen Marketings nicht systematisch genutzt werden.

---

[36] Vgl. Warth, A., 2010c
[37] Vgl. Schmacke, N., 2006. S. 23f.
[38] Vgl. Frielingsdorf, O., 2009

5. Zusammenfassung

In der vorliegenden Arbeit erfolgt eine systematische Analyse von Effektivitäts- und Effizienzpotentialen (EEP) in der Gesundheitsversorgung eines medizinischen Versorgungszentrums (MVZ) auf der Basis des neuen St. Galler Managementkonzepts. Nach initialer Beleuchtung und Strukturierung der Finanz-, der Patienten-, der Prozess- sowie der Lern- und Entwicklungsperspektiven erfolgt eine Bewertung der Möglichkeiten und Grenzen bei der praktischen Potentialnutzung. Hierbei zeigt sich, dass über wesentliche Potentiale und deren Nutzung bereits bei der Gründung eines MVZ entschieden wird. Im laufenden Betrieb sind ökonomische Aspekte für die Betreiber eines MVZ relevant und in Grenzen auch optimierbar. Große, häufig ungenutzte Potentiale liegen jedoch sowohl in der Prozess- als auch in der Lern- und Entwicklungsperspektive, da diese Faktoren unmittelbar beeinflusst werden können. Die Grenzen setzten sich die Betreiber eines MVZ hier weitgehend selbst, wenn keine systematische Analyse und Nutzung dieser Potentiale im Sinne der Unternehmensziele erfolgt. Übergeordnet sollte jedoch die Patientenperspektive stehen, da eine qualitativ hohe Gesundheitsversorgung die Basis für Patientenzufriedenheit darstellt. Bei anhaltendem Wettbewerbsdruck im deutschen Gesundheitssystem wird Qualität in der Gesundheitsversorgung ein zunehmend wichtigerer Faktor, um eine Patientenbindung zu erreichen und so zukunftsfähige Strukturen zu generieren.

Während eine effektive Gesundheitsversorgung durch die aktuell bestehenden MVZ in Deutschland prinzipiell gegeben, wenn auch optimierbar ist, scheint zusammenfassend bezüglich einer effizienten Gesundheitsversorgung noch ungenutztes Potential zu bestehen. Bei der Nutzbarkeit muss jedoch insbesondere bei der Etablierung effizienterer Strukturen die Qualität der Versorgung erhalten bleiben und vermieden werden, dass eine Kommerzialisierung von Gesundheitsleistungen erfolgt.

6. Literaturverzeichnis

Brunner, F. J.: Japanische Erfolgskonzepte. KAIZEN, KVP, Lean Product Management, Total Productive Maintenance, Shopfloor Management, Toyota Production Management. Carl Hanser. München/Wien, 2008.

Ennker, J. / Pietrowski, D.: Krankenhaus-Marketing. Ein Wegweiser aus ärztlicher Perspektive. Steinkopff. Heidelberg, 2009.

Frielingsdorf, O.: Praktische Tipps: Zukunftschancen nutzen im Ärztehaus. In: ärztepost, 2009. 2: 16-17.

Haller, S.: Dienstleistungsmanagement. Grundlagen – Konzepte - Instrumente. 4., aktualisierte Auflage. Gabler. Wiesbaden, 2010.

Hellmann, W. / Kretzmann, W. / Kurscheid, C. / Eble, S.: Medizinische Versorgungszentren erfolgreich führen und weiterentwickeln. Medizinisch Wissenschaftliche Verlagsgesellschaft. Berlin, 2010.

Imai, M.: Kaizen: Der Schlüssel zum Erfolg der Japaner im Wettbewerb. 2. Auflage. Ullstein. Berlin, 1993

Jung, H.: Controlling. Oldenburg Wissenschaftsverlag GmbH. München, 2003

Maus, J.: Medizinische Versorgungszentren: Weiter auf dem Vormarsch. Deutsches Ärzteblatt. 47: 107, A-2318. Deutscher Äezte-Verlag GmbH. Köln, 2010.

Müller, S.: Eine inhomogene Gruppe – Ein statistischer Überblick über MVZ in Krankenhausträgerschaft. In: KU Gesundheitsmanagement, 2009. 8: 52-53.

Niediek, K., Schumacher, H.K., Greiner, W.: Gestaltungskriterien für ein erfolgreiches MVZ – Ergebnisse einer Befragung von MVZ-Leitern im Jahr 2008. In: Hellmann, H. (Hrsg.): Handbuch Integrierte Versorgung.19. Aktualisierung. Economica Verlag. Heidelberg, 2009.

Osterloh, M. / Frost, J.: Prozessmanagement als Kernkompetenz – wie sie Business Reengineering strategisch nutzen können. 2., aktualisierte und erweiterte Auflage. Gabler. Wiesbaden, 1998

Pfitzinger, E.: DIN EN ISO 9001:2008: Vorgehensmodell zur Implementierung eines Qualitätsmanagementsystems. 2. vollständig überarbeitete Auflage. Beuth. Berlin, 2009.

Rüegg-Stürm, J.: Das neue St. Galler Management-Modell. Grundkategorien einer integrierten Managementlehre. Der HSG-Ansatz. 2. Auflage. Haupt. Bern/Stuttgart/Wien, 2003.

Schmacke, N.: Ärztemangel: Viele Fragen werden noch nicht diskutiert. In: GG&G Wissenschaft, 2006. 3: 18-25.

Steinmann, H. / Schreyögg, G.: Management. Grundlagen der Unternehmensführung. Konzepte – Funktionen – Fallstudien. 6., vollständig überarbeitete Auflage. Gabler. Wiesbaden, 2005.

Thomas, A.: Wann lohnt sich ein MVZ? Konzeption des Gesetzgebers und betriebswirtschaftliche Implikationen aus Sicht der Krankenhäuser. In: Das Krankenhaus, 2005. 10: 865-872.

Warth, A.: Demografischer Wandel und die Gesundheit für Generationen. Eine Auseinandersetzung zu den bevorstehenden Zukunftsaufgaben im Gesundheitswesen unter Berücksichtigung der zahlreichen Besonderheiten, die das Gesundheitswesen prägen und die Funktionsfähigkeit von Markt- und Wettbewerbsprozessen derzeit beeinträchtigen. Grin. München, 2009.

Warth, A.: Grundzüge moderner Versorgungsformen im Gesundheitswesen unter den Bedingungen des GKV-Modernisierungsgesetzes (2004) und des GKV-Wettbewerbsstärkungsgesetzes (2007). Eine Darstellung vor dem Hintergrund der Intentionen des Gesetzgebers hinsichtlich der Überwindung der sektoralen Grenzen in der Gesundheitsversorgung. Grin. München, 2010a.

Warth, A.: Das St. Galler Management-Konzept im Praxistransfer einer medizinisch-diagnostischen Versorgungseinrichtung. Eine Analyse von Planungs- und Managementsystemen anhand der Führungsebenen des normativen, strategischen und operativen Managements. Grin. München, 2010b.

Warth, A.: Implementierung von internem Marketing zur Entwicklung und Aufrechterhaltung einer Servicekultur in medizinisch-diagnostischen Versorgungseinrichtungen. Grin. München, 2010c.